AF463638

RECHERCHES ANATOMIQUES

SUR LES

VEINES DU RACHIS

PAR

Le Dr Charles WALTHER

Prosecteur des hôpitaux,
Ancien interne des hôpitaux,
Ancien aide d'anatomie de la Faculté,
Membre de la Société clinique.

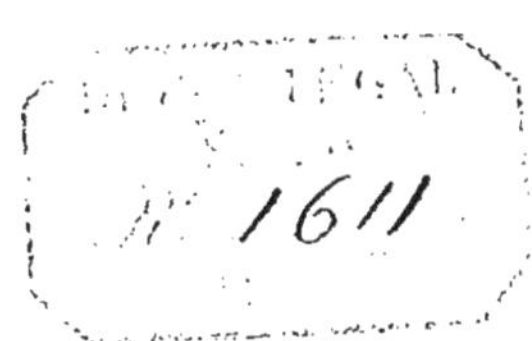

PARIS

ASSELIN ET HOUZEAU,

LIBRAIRES DE LA FACULTÉ DE MÉDECINE

PLACE DE L'ÉCOLE-DE-MÉDECINE

1885

RECHERCHES ANATOMIQUES

SUR LES

VEINES DU RACHIS

Les veines du rachis forment un système spécial par sa disposition anatomique et son rôle physiologique. Ce système est constitué par deux ordres de veines : les unes occupent la cavité du canal rachidien, *veines intrarachidiennes*, tandis que les autres, appliquées sur a colonne vertébrale en avant, en arrière et sur les parties latérales, peuvent être réunies sous la dénomination commune de *veines extrarachidiennes* ou *périrachidiennes*. Les veines intrarachidiennes communiquent au niveau de chaque vertèbre avec les périrachidiennes.

Cette disposition générale des veines du rachis est depuis longtemps connue, et l'anatomie des veines périrachidiennes a été, pour certaines régions au moins, étudiée dans ses plus minutieux détails.

La description des veines intrarachidiennes est restée longtemps obscure, ce qu'on doit sans doute attribuer à la longueur et à la difficulté des préparations qui peuvent les mettre en évidence. « Sylvius et Vésale paraissent, dit Breschet, être les premiers qui aient observé les rameaux que la veine vertébrale envoie dans le canal rachidien. Fallope aperçut dans la région cervicale les *sinus vertébraux longitudinaux* (*veines longitudinales antérieures*). Plus tard, Vidus Vidius découvrit sur la troisième vertèbre du cou un *sinus vertébral transversal;* mais l'honneur est surtout à Willis d'avoir décrit et représenté, quoique fort imparfaitement, les sinus longitudinaux et transverses dans toute la longueur de la cavité rachidienne ». Les travaux ultérieurs de Vieussens apportent encore quelques documents, mais c'est à Chaussier que l'on doit d'avoir attiré l'attention « sur ces vaisseaux si importants à connaître par leur disposition et par leurs usages ».

En 1803, Dupuytren avait, dans sa thèse inaugurale, signalé l'origine des plexus longitudinaux antérieurs et fait une longue description des veines *basi-vertébrales.* Chaussier (1807) avait reproduit et complété les descriptions de Dupuytren.

C'est Breschet qui fixa d'une façon précise et définitive l'histoire des veines intrarachidiennes dans sa thèse de concours pour la place de chef des travaux anatomiques (1819) et dans son atlas sur le système veineux. Cette étude a, depuis, servi de modèle à toutes les descriptions souvent écourtées, et ses planches, si nettes et si exactes qu'on y trouve des détails qui ne sont point signalés dans le texte correspondant, n'ont été qu'imparfaitement reproduites.

Il restait donc bien peu à faire, et ce n'est que sur quelques points de détail que pouvaient porter de nouvelles recherches.

Les travaux de Trolard et ceux plus récents de Labbé doivent être particulièrement signalés. Ils ont bien mis en évidence les relations qui existent entre les veines rachidiennes et les sinus de la dure-mère.

Un mémoire de Puel montre, d'une façon théorique, les analogies de constitution des systèmes veineux du crâne et du rachis. (Bull. sc. du Nord, 2e série, 5e année, n° 4.)

En 1882, Adamkiewicz, dans un travail présenté à l'Académie des sciences de Vienne, donne une description complète des veines de la moelle et de leurs terminaisons dans les veines rachidiennes.

La préparation d'un certain nombre de pièces de veines intrarachidiennes pour un concours de prosectorat nous a fourni l'occasion de vérifier la disposition de ces veines et d'étudier avec plus de soin les anastomoses qui les relient aux veines périrachidiennes.

Les veines périrachidiennes de la région dorsale et de la région lombaire n'ont jamais paru s'écarter de la description classique qui a mentionné toutes leurs variétés de disposition, d'origine ou de terminaison. Mais il n'en a pas été de même des veines périrachidiennes de la région cervicale, et il m'a semblé utile de reprendre l'étude de ces veines profondes du cou, dont quelques-unes sont à peine décrites dans les Traités d'anatomie; et pourtant, par leur situation, leurs rapports, surtout leur volume parfois énorme, elles jouent un rôle considérable dans la circulation non seulement du rachis, mais même de l'intérieur du crâne. Une description d'ensemble de tous ces canaux veineux doit être faite, montrant leur communauté d'origine, leurs larges anastomoses, échelonnées en arcades successives comme autant de canaux de dérivation qui assurent le facile retour du sang dans toutes les inflexions de la colonne cervicale.

De plus, les branches qui sur toute la hauteur de la colonne vertébrale unissent les veines intrarachidiennes aux périrachidiennes, sont disposées suivant un mode régulier et tout particulier. Leur forme et leur nombre semblent montrer, en effet, que non seulement elles constituent une large voie de communication, mais qu'elles ont aussi un rôle spécial de protection pour les racines rachidiennes qu'elles enlacent de leurs plexus, de même que les veines intrarachidiennes protègent, par leurs renflements supérieurs, l'extrémité de la moelle et le bulbe rachidien.

CHAPITRE PREMIER.

VEINES INTRARACHIDIENNES.

Les veines qui sont contenues dans la cavité du rachis ont été divisées en deux groupes : l'un antérieur, l'autre postérieur.

Les *veines antérieures* (grandes veines longitudinales antérieures, sinus longitudinaux, plexus longitudinaux antérieurs, grandes veines méningo-rachidiennes) répondent à la face postérieure des corps vertébraux auxquels elles sont intimement adhérentes.

Les *veines postérieures* (veines longitudinales, plexus longitudinaux postérieurs, réseau veineux rachidien) sont appliquées à la face antérieure des lames des vertèbres, contre lesquelles elles sont maintenues par de faibles adhérences celluleuses.

Chacun de ces deux groupes de veines est constitué par deux longs plexus étendus de l'orifice supérieur du canal rachidien jusqu'à son extrémité inférieure, de sorte qu'on a pu les comparer à quatre colonnes verticales. Le groupe des veines antérieures est remarquable par la régularité des plexus onduleux que forment ses incessantes anastomoses et par la constance de sa disposition chez tous les sujets. Les veines postérieures, libres d'attaches solides, variables de nombre, de volume, abondantes en certaines régions, presque insignifiantes en d'autres, déroutent toute description complète par l'irrégularité et la bizarrerie de leurs diverses formes.

Au niveau de chaque vertèbre, des veines transversales unissent les veines longitudinales et présentent aussi un aspect tout différent en avant et en arrière.

La situation des veines intrarachidiennes, partout protégées par d'épaisses parois osseuses dont la section brutale peut déchirer, peut écraser les plexus souvent délicats qu'elles recouvrent, explique les difficultés de leur préparation ; ces difficultés s'exagèrent encore en certaines régions, au cou par exemple, au niveau des premières vertèbres cervicales ; là on doit conserver plusieurs plans successifs de veines extrarachidiennes très nombreuses, et sectionner les vertèbres au-dessous de ces plexus pour étudier leurs connexions avec les veines de l'intérieur du rachis.

Il est, de plus, difficile d'obtenir une injection complète des quatre groupes dans toute leur longueur, et l'on constate ordinairement qu'une région plus ou moins étendue n'a pas été pénétrée par la matière injectée. Les veines antérieures sont presque toujours bien et partout remplies ; leur disposition simple et régulière, les larges et nombreuses anastomoses qui les font, par des branches courtes et directes, communiquer avec les veines extrarachidiennes, montrent en effet que leur injection doit être facile.

C'est donc dans les veines postérieures qu'on observe ces arrêts de l'injection qui semblent parfois, dans toute une région, interrompre la continuité de leurs canaux anastomotiques, et qui portent le plus souvent sur les plexus transversaux ; cette difficultéde pénétration dans les plexus transversaux postérieurs est nettement en rapport avec leur constitution anatomique et leur disposition diverticulaire.

On doit attribuer à ces causes l'erreur des anciens anatomistes, qui ont pu croire que les plexus postérieurs n'existaient qu'en certains points et n'étaient constants qu'à la région cervico-dorsale, au niveau de laquelle la richesse et le volume des voies de communication leur assure toujours une circulation plus facile. C'est là, en effet, que ces veines sont le plus développées, mais une bonne injection les met presque toujours en évidence sur toute la hauteur de la colonne vertébrale.

L'âge du sujet a aussi une certaine importance, moins considérable cependant qu'on pourrait le croire en lisant le mémoire de Breschet qui recommande de toujours prendre des vieillards à veines superficielles très volumineuses. Sans doute, chez ceux-ci, on trouve le plus souvent une dilatation considérable et presque variqueuse des veines rachidiennes, ce qui met bien en évidence la disposition des plexus postérieurs ; mais il est certain qu'avec certaines précautions, on peut aussi facilement obtenir des injections complètes chez de jeunes sujets. Chez les jeunes enfants, on arrive même à bien injecter les veinules de la dure-mère rachidienne et une partie des veines de la moelle.

L'absence de valvules dans tout le système rachidien rend facile le choix du lieu de l'injection; celle-ci peut être poussée soit par la veine cave supérieure, ou la jugulaire interne, soit par la fémorale ou l'iliaque externe, soit par le sinus longitudinal supérieur. Mais pour assurer la pénétration complète, il est bon de pratiquer plusieurs injections simultanées. Breschet conseille de les faire par le sinus longitudinal supérieur, par la veine cave supérieure, par la grande veine prélombo-thoracique et enfin par l'embouchure de la veine cave inférieure. On peut obtenir, d'une façon plus simple, de bons résultats en ne faisant que deux injections simultanées, l'une par la veine fémorale, l'autre par la jugulaire interne, à condition d'avoir placé préalablement plusieurs ligatures : 1° sur la veine cave inférieure, au-dessous des veines rénales et au-dessous du foie ; 2° sur l'origine de la veine cave supérieure, ou mieux, en masse, sur la base du cœur soulevé de façon à ne pas intéresser les parois trop fragiles de la veine et à étreindre en même temps dans l'anse du fil l'origine de la veine cave inférieure. Les procédés habituels, hydrotomie, immersion prolongée du sujet dans l'eau tiède, injection préalable d'essence de térébenthine, sont ici d'un grand secours.

Les coupes classiques du canal rachidien, coupes horizontales, coupes longitudinales antéro-postérieures ou transversales, mettent en évidence la disposition générale, la formation et les rapports des plexus antérieurs et des plexus postérieurs. Mais un certain nombre de préparations spéciales doivent permettre d'étudier les branches latérales et les plexus anastomotiques dans les trous de conjugaison, par la destruction partielle des parois de ces orifices.

I.

VEINES INTRA-RACHIDIENNES ANTÉRIEURES.

Je n'ai pas à insister longtemps sur la disposition de ces veines, bien exposée par Breschet et par tous les auteurs classiques.

La description qu'on peut faire des *veines longitudinales* n'a rien de commun avec celle des veines ordinaires ; il est très difficile en effet de leur assigner une origine et une terminaison ; ce n'est, pour ainsi dire, qu'une série de canaux anastomotiques, d'arcades communiquant largement avec les veines des trous de conjugaison et les veines postérieures.

Elles s'étendent en haut jusqu'au trou occipital, en bas jusqu'à l'orifice inférieur du canal sacré. Elles sont constituées par deux groupes de vaisseaux anastomosés, par deux plexus qui occupent les parties latérales de la face postérieure des corps vertébraux ; les plexus semblent reliés par une large anastomose transversale composée d'un groupe de veines et qui répond à la partie moyenne de cette face postérieure.

Les veines transversales ne sont pas seulement une anastomose ; elles sont l'aboutissant des veines osseuses nées dans l'épaisseur du corps et des masses latérales des vertèbres.

Dupuytren (1), qui les a, le premier, décrites, et Chaus-

(1) Dupuytren. Propositions sur quelques points de physiologie, in-8, an XII.

sier (1) leur ont donné le nom de veines *basi-vertébrales.*

Breschet en fait une étude très détaillée dans sa thèse de concours (2) et surtout dans son Atlas.

Ces veines *basi-vertébrales* naissent dans le corps de la vertèbre par une série de canaux radiés, nombreux à la périphérie, se réunissant à la partie centrale de l'os en cinq ou six troncs plus volumineux qui aboutissent à un canal demi-circulaire, à convexité antérieure (*canal demi-circulaire basi-vertébral*).

La plupart de ces veines sont d'origine osseuse, elles proviennent du tissu spongieux, mais quelques-unes communiquent par leur extrémité périphérique avec les petites branches des veines qui sont appliquées à la face antérieure du rachis. Ces rameaux anastomotiques, ordinairement grêles, peuvent avoir quelquefois un volume considérable.

Toutes les *veines radiées* sont contenues dans des conduits creusés au sein du tissu spongieux du corps de la vertèbre ou de ses masses latérales, conduits dont Breschet a figuré dans plusieurs planches toutes les variétés de forme et de disposition. Ils présentent par places, des renflements, des dilatations, limitées par de plus larges trabécules et qui représentent de véritables lacs sanguins. Les parois très minces des veines tapissent toujours ces conduits et ces cavités.

(1) Chaussier. Exposition sommaire de la structure et des différentes parties de l'encéphale. Paris, 1807. Table synoptique des veines.

(2) Breschet. Des veines intra-rachidiennes. Thèse de concours pour la place de chef des travaux anatomiques. Paris, 1819.

Les deux extrémités du canal demi-circulaire se rapprochent en arrière soit pour s'accoler, soit pour s'unir complètement. Elles forment ainsi une ou deux grosses veines qui sortent de l'os par les trous qu'on voit sur le milieu de sa face postérieure. A côté de ces trous principaux, d'autres plus petits livrent passage à des veinules qui viennent aussi se terminer dans les veines basi-vertébrales.

Ces veines, ainsi dégagées du canal osseux, recouvertes à leur origine par le grand surtout ligamenteux postérieur, se dirigent transversalement en dehors, puis semblent se bifurquer ou plutôt se diviser en un certain nombre de branches divergentes; celles-ci se portent obliquement, les unes en haut, les autres en bas pour se continuer à plein canal avec les veines longitudinales antérieures qu'elles semblent former.

Cette disposition des veines basi-vertébrales naissant de l'intérieur de l'os rend compte de l'adhérence intime au corps des vertèbres et de l'immobilité corrélative des plexus longitudinaux antérieurs qui sont, pour ainsi dire, fixés sur le plan osseux.

Cette fixation est due aussi aux rapports des veines avec le grand surtout ligamenteux postérieur et avec ses expansions. La partie médiane de ce surtout qui, sous forme d'un épais trousseau fibreux, s'étend entre les disques intervertébraux, recouvre le point d'émergence des veines basi-vertébrales, et la section complète de ce faisceau ligamenteux permet seule de les apercevoir. De chaque côté, les veines transversales se dégagent de cette très étroite arcade qui les cache sur la ligne médiane et alors deviennent apparentes avant toute préparation ; elles sont cependant recouvertes d'une mince lame fibreuse, expansion des bords du ligament moyen, à laquelle elles adhèrent si intimement qu'on ne peut les séparer qu'avec la plus grande difficulté ; il vaut mieux dans la préparation des pièces ne pas chercher à enlever toute cette lamelle, dont la destruction complète amène le plus souvent l'ouverture de la cavité des veines, et dont la conservation ne masque pas la disposition des plexus. Mais à la région cervicale, elle devient progressivement plus épaisse et, au niveau des premières vertèbres, véritablement fibreuse, elle ne laisse plus voir que d'une façon très confuse la forme et l'agencement des veines qu'elle recouvre.

Dans toute la hauteur du canal rachidien, les plexus longitudinaux antérieurs flexueux, onduleux, semblent échancrés de festons dont la concavité embrasse le pédicule de la vertèbre correspondante, tandis que leur pointe correspond au trou de conjugaison.

Plus rapprochés l'un de l'autre à la région dorsale qu'à la région lombaire, ils s'écartent progressivement dans le canal cervical pour se rejeter sur les parties latérales, dans l'angle externe de ce canal devenu triangulaire, et pour se rapprocher ainsi des plexus postérieurs auxquels ils sont accolés au niveau des premières vertèbres. En ce point cependant, un groupe ordinairement peu important se détache de leur partie interne, et se rapproche de la ligne médiane pour se prolonger jusque sur l'apophyse basilaire.

Leur aspect est variable aussi aux différents segments

du rachis. Véritablement plexiformes au cou, ils sont constitués par des amas de veines tortueuses, souvent très grosses, partout anastomosées soit entre elles, soit avec les veines périphériques; ils se réduisent au dos et aux lombes à un groupe assez régulier de trois ou quatre veines légèrement onduleuses, avec des renflements et des rétrécissements successifs, sans cesse reliées entre elles par des anastomoses par fusion ou par dédoublement. Dans le canal sacré, ces veines sont moins volumineuses et contrastent avec les postérieures très développées.

Les veines longitudinales antérieures peuvent donc être considérées comme une série ininterrompue de canaux, d'arcades anastomotiques. Elles communiquent: 1° avec les veines basi-vertébrales; 2° avec les veines postérieures; 3° avec les veines extra-rachidiennes. J'étudierai plus loin ces multiples anastomoses et avec elles les terminaisons que je ne fais que mentionner ici :

En haut, ces veines se portent sur les parties latérales du canal cervical et paraissent se jeter complètement au-dessus de l'atlas, en contournant ses masses latérales, dans les veines vertébrales et dans la jugulaire postérieure; mais un certain nombre de branches se portent directement en haut, les unes pour passer dans le trou condylien antérieur, les autres pour former un petit plexus sur l'apophyse basilaire.

II.

VEINES INTRA-RACHIDIENNES POSTÉRIEURES.

Breschet distingue sur la paroi postérieure du canal rachidien deux sortes de vaisseaux : 1° *veines longitudinales postérieures* ; 2° *plexus rachidiens postérieurs.*

Les *veines longitudinales* n'existent, pour lui, qu'à la région dorsale, sous forme de deux gros vaisseaux placés sur les parties latérales et postérieures du cordon rachidien ; elles sont reliées par des anastomoses transversales aux plexus longitudinaux antérieurs et communiquent entre elles aussi, soit par de simples branches tranversales appliquées contre les lames vertébrales, soit par de véritables plexus. Elles peuvent s'étendre à toute la longueur du canal rachidien, ou bien n'occuper que les régions dorsale et lombaire ou, plus souvent encore, rester limitées à la région dorsale.

Quant aux *plexus rachidiens postérieurs*, ils occupent toute la hauteur de la colonne vertébrale depuis le trou occipital jusqu'au canal sacré et font communiquer en arrière les grandes veines longitudinales postérieures et les antérieures.

« Ces plexus recouvrent la membrane dure-mère et sont eux-mêmes recouverts par les lames des vertèbres ; complexes dans les régions cervicale et lombaire, ils sont beaucoup plus simples dans la région dorsale ; et, sur beaucoup de sujets, je n'ai trouvé, dans cette portion du canal rachidien, qu'une ou deux veines s'anastomosant entre elles et unissant les veines longitudinales postérieures. Il n'en est pas ainsi au cou et aux lombes, les réseaux sont multiples, et, dans la région sacrée, il en sort des veines qui suivent les cordons nerveux par lesquels la moelle épinière se termine inférieurement et qui forment sur chacun de ces cordons des réseaux par lesquels ils sont embrassés. Dans leur partie postérieure, ces plexus envoient des rameaux au tissu cellulaire du canal, aux ligaments jaunes et aux lames des vertèbres. Ces plexus établissent de nombreuses communications entre les veines rachidiennes longitudinales droites et gauches et favorisent la circulation en faisant passer le sang de l'un à l'autre côté. »

Telle est la description que donne Breschet de ces veines longitudinales et de ces plexus postérieurs. Sans doute, il existe en certains points et dans une étendue quelquefois assez considérable une grosse veine verticale d'aspect tout particulier; mais cette disposition suffit-elle à légitimer une distinction aussi tranchée entre les veines longitudinales postérieures et les plexus postérieurs ? On peut réserver le nom de plexus postérieurs aux seules anastomoses transversales qui sont appliquées contre la paroi postérieure du canal, à condition d'admettre alors l'existence constante des veines longitudinales postérieures. Lorsqu'en effet on étudie une coupe antéro-postérieure du canal rachidien on voit que chaque trou de conjugaison est entouré d'un cercle veineux dont le bord antérieur est formé par les veines longitudinales antérieures, le bord supérieur et le bord inférieur par des branches anastomotiques ; le bord postérieur est formé par les veines longitudinales postérieures proprement dites de Breschet, mais dans les régions où elles manquent, par des arcades veineuses qui s'anastomosent largement avec les plexus dont elles font véritablement partie. Ces arcades seraient souvent formées, d'après Breschet, par un dédoublement annulaire complet d'une veine longitudinale antérieure. Il semble plus simple et plus vrai de regarder comme veine postérieure, tout ce qui est en arrière des trous de conjugaison ; et comme les veines qui forment les bords postérieurs de ces anneaux communiquent entre elles de façon à former une série d'arcades continues, verticalement placées en arrière des racines rachidiennes, on peut les considérer comme de véritables veines longitudinales postérieures ; les veines longitudinales postérieures ainsi comprises s'étendent sur toute la hauteur du canal rachidien ; ordinairement formées par une succession d'anastomoses plexiformes, elles sont représentées en certaines régions, et presque constamment à la région dorsale, par une ou deux veines volumineuses, régulières, veines longitudinales postérieures de Breschet.

Ces veines sont reliées entre elles en arrière par des plexus anastomotiques ; ceux-ci dans le premier cas semblent se continuer sans ligne de démarcation d'un trou de conjugaison à celui du côté opposé ; ils forment, par leurs branches antérieures, le bord postérieur de l'anneau veineux péri-ganglionnaire ; dans le second cas, ils sont nettement séparés de la grosse veine longitudinale postérieure sur laquelle ils viennent s'aboucher à angle droit.

Rien n'est plus variable que la disposition de ces plexus postérieurs ; ils forment par leurs irrégularités, leurs enroulements divers un contraste frappant avec la masse unie et égale des veines antérieures. Exposés à être sans cesse déplacés dans les mouvements de la colonne vertébrale, ils ne sont maintenus contre les pédicules et les lames que par de faibles adhérences celluleuses qu'une légère traction suffit à rompre et qui leur permettent de glisser facilement de haut en bas sur la paroi postérieure du canal rachidien et de suivre les mouvements de la dure-mère à laquelle ils sont accolés.

C'est à la région dorsale en général et plus particulièrement au niveau des premières vertèbres dorsales que les veines postérieures se montrent régulières, mieux formées. Là en effet existe presque toujours une grosse veine longitudinale, quelquefois dédoublée, dans laquelle viennent s'aboucher les plexus transversaux postérieurs. Ceux-ci, très développés depuis les cinq dernières vertèbres cervicales, sont composés le plus souvent de quatre à six veines repliées sur elles-mêmes, tortueuses, se continuant à plein canal sur la ligne médiane avec celles du côté opposé.

Quand on approche de la partie inférieure de la région dorsale, on voit diminuer le nombre et le volume des veines qui forment les plexus, et sur les lames des dernières vertèbres dorsales on ne trouve plus qu'une ou deux veines, plus ou moins flexueuses, mais ne rappelant en rien la disposition plexiforme des grosses veines de la région cervico-dorsale.

Aux lombes, les veines transversales ont une conformation et un agencement tout particuliers. Elles ne forment ni de simples anastomoses transversales ni de véritables plexus ; tantôt repliées sur elles-mêmes, elles forment plusieurs anses successives immédiatement appliquées les unes contre les autres ; tantôt elles s'enroulent en spirale régulière, sans présenter d'anastomoses entre les portions contiguës des canaux qui constituent ces sortes de glomérules étalés; on peut les dérouler complètement par une légère traction, et on voit alors qu'une simple petite veine repliée, s'enroulant sur elle-même, forme en réalité ce peloton diverticulaire.

Cette disposition n'est pas constante chez tous les sujets et sur quelques pièces, on retrouve atténuée la formation plexiforme de la région cervico-dorsale.

Dans le canal sacré, deux couches superposées de veines volumineuses entourent la face postérieure du cul-de-sac inférieur de la dure-mère, s'anastomosant largement en arcade au bas de ce cul-de-sac, unies du reste dans toute leur étendue par de grosses branches transversales ; ici elles forment un véritable plexus, si riche, chez certains sujets, qu'il cache presque complètement sous ses mailles serrées le cul-de-sac de la dure-mère. De ce plexus partent de chaque côté des branches très nombreuses qui enveloppent de leurs anatomoses les derniers nerfs rachidiens; elles les contournent pour s'unir aux veines antérieures et les accompagnent jusque dans les trous du canal sacré pour s'unir aux veines péri-rachidiennes. Deux groupes de petites veines succèdent à ces gros plexus et sortent par l'orifice inférieur du canal sacré.

A la partie supérieure du canal cervical, les veines postérieures se rejettent sur les parties latérales de la face postérieure et leurs branches d'anastomoses transversales, si multipliées et si complexes plus bas, se réduisent en général à une ou deux veines directes.

Les veines longitudinales postérieures sont, dans toute la région cervicale, représentées par un plexus qui est pour ainsi dire refoulé, tassé dans l'angle externe du canal et très rapproché du plexus antérieur avec lequel il semble se confondre; au-dessous de chaque trou de conjugaison, de grosses branches se détachent du plexus antérieur et par un trajet très oblique passent dans le plexus postérieur et réciproquement. Cette fusion des deux plexus s'accentue encore davantage quand on approche de l'axis; sur cette vertèbre, on ne trouve plus qu'une masse confuse et inextricable de grosses veines occupant la partie externe du canal, masse dans laquelle un orifice étroit pour le passage des racines nerveuses établit seul une limite, un point de démarcation entre les veines antérieures et les veines postérieures.

Au niveau de l'atlas, l'union est complète et toutes les veines intra-rachidiennes confondues (à part les branches qui se dirigent verticalement vers l'apophyse basilaire), se portent en dehors pour passer les unes au-dessus, les autres au-dessous de l'arc postérieur de l'atlas et donner naissance aux veines extra-rachidiennes, vertébrales et jugulaires postérieures.

III.

ANASTOMOSES DES VEINES INTRA-RACHIDIENNES ANTÉRIEURES AVEC LES VEINES INTRA RACHIDIENNES POSTÉRIEURES.

Des veines unissent les plexus antérieurs aux plexus postérieurs. La disposition et la forme de ces anastomoses varient avec chaque sujet et avec chaque région.

Elles sont en général au nombre de deux au niveau de chaque pédicule vertébral et on pourrait les représenter d'une façon schématique par deux branches horizontales antéro-postérieures passant l'une au-dessus, l'autre au-dessous de la racine nerveuse et appliquées contre le bord supérieur et le bord inférieur du trou de conjugaison.

Cette forme se trouve presque complètement réalisée à la région lombaire, lorsqu'il y existe une veine longitudinale postérieure. Un anneau veineux régulier et presque circulaire entoure la gaine de dure-mère de la racine rachidienne.

En remontant à la région dorsale, on voit que cet anneau veineux est moins régulier, d'une disposition plus compliquée. Alors même qu'il existe une veine longitudinale, celle-ci semble se dédoubler pour fournir une grosse branche oblique en haut ou en bas et qui va se jeter dans une veine du plexus longitudinal antérieur; plusieurs anastomoses semblables, unissant largement les veines antérieures aux veines postérieures, s'échelonnent de haut en bas et sont parfois assez nombreuses pour couvrir le pédicule vertébral d'un plexus qui s'étend d'un trou de conjugaison à l'autre. Il en résulte un resserrement du cercle veineux qui entoure le nerf et l'enlace plus étroitement.

Mais c'est à la région cervicale que les rapports de la racine nerveuse et des veines deviennent le plus étroits par suite du rapprochement déjà signalé des veines antérieures et des veines postérieures, ainsi que du développement considérable des anastomoses qui les unissent et qui sont réellement formées par l'intrication complète de ces deux plexus.

La racine nerveuse semble alors s'enfoncer au milieu de ce lacis épais de grosses veines et, lorsqu'on l'arrache, on a quelquefois peine à découvrir le petit orifice qui lui livrait passage.

La formation de ce plexus veineux dont les auteurs ne font pas mention ou qu'ils ne signalent que très rapidement semble avoir cependant une réelle importance. Lorsque l'injection a bien distendu les veines, il est facile de constater, soit sur une coupe transversale du canal rachidien faite au niveau de l'atlas, soit sur une coupe longitudinale antéro-postérieure, que ces amas de veines entassées dans l'angle externe du canal, atteignent 5 ou 6 millimètres d'épaisseur et quelquefois davantage. Ils diminuent du quart ou du tiers la cavité du canal à ce niveau et forment un véritable coussin élastique sur lequel s'appuient le bulbe et l'extrémité supérieure de la moelle.

Je ne ferai que rappeler ici le rôle que jouent les plexus veineux dans les déplacements du liquide céphalo-rachidien. Toute augmentation de pression dans les veines appliquées sur le pourtour de la dure-mère, retentit immédiatement sur le liquide contenu dans les méninges et tend à le chasser.

Les grosses arcades veineuses qui entourent le cul-de-sac inférieur dans lequel s'est accumulé ce liquide, toujours distendues par le sang grâce à leur situation déclive, doivent par leur tension opposer une continuelle résistance à la pression du liquide qui obéit là à la même loi de pesanteur.

Le développement rapide des veines intra-rachidiennes à la partie supérieure de la colonne cervicale et au niveau des articulations occipito-vertébrales, semble bien être en rapport avec la mobilité de ces articulations auxquelles sont départis presque tous les mouvements de la tête. Il était naturel que l'extrémité supérieure de la moelle, que le bulbe rachidien, d'une structure si complexe et si délicate, fussent protégés contre les tiraillements ou les secousses qui pourraient résulter d'un trop brusque mouvement des articulations occipito-vertébrales. Cette protection est faite d'une façon efficace par les masses compressibles et élastiques qui matelassent les parties latérales du canal.

L'importance de ce groupe veineux dans la circulation est considérable aussi ; et les larges et nombreuses anastomoses qui le relient aux veines profondes du cou en font un véritable confluent veineux. Je ne veux que signaler ici son volume énorme et le rôle de protection des centres nerveux qui doit nécessairement résulter de la disposition anatomique.

Chaque racine rachidienne, enveloppée de la gaine que lui fournit la dure-mère, passe donc dans un anneau veineux pour entrer dans le trou de conjugaison. Arrivée dans cette loge osseuse, elle est enlacée des mailles d'un plexus qui s'unit à l'anneau veineux qu'elle a traversé et qui établit une large anastomose entre les veines intra-rachidiennes et les veines extra-rachidiennes.

IV.

ANASTOMOSES DES VEINES INTRARACHIDIENNES AVEC LES VEINES EXTRARACHIDIENNES.

Les anastomoses entre les veines de l'intérieur du rachis et celles de l'extérieur se font au niveau de chaque vertèbre :

1° Par des branches ordinairement assez grêles à travers le corps même de la vertèbre. Ce sont ces veinules, bien décrites par Breschet, qui relient les petites veines rampant sur la face antérieure du rachis au canal demi-circulaire creusé dans l'épaisseur du tissu spongieux, canal qui est l'origine des veines transversales antérieures. Ce n'est que dans des cas exceptionnels qu'on voit ces anastomoses acquérir un volume considérable.

2° Par des branches de volume variable suivant les sujets et suivant les régions, qui passent entre les lames des vertèbres, traversent les ligaments jaunes ou contournent leur bord antérieur, pour se porter des plexus rachidiens postérieurs aux veines extra-rachidiennes postérieures, aux veines *dorsi-spinales* de Dupuytren.

3° Par des veines beaucoup plus grosses et beaucoup plus nombreuses, à travers les trous de conjugaison.

Ces dernières anastomoses sont les véritables voies de communication des veines rachidiennes; constantes dans leurs dispositions chez presque tous les sujets, elles tirent une importance considérable de leur nombre et de leur agencement en plexus serrés, dans lesquels l'absence de valvules permet au sang de circuler librement en tout sens et prévient, par suite, tout arrêt, toute gêne de la circulation en retour.

Telles sont les anastomoses qui s'échelonnent sur toute la hauteur de la colonne vertébrale; quant à celles qui terminent en haut et en bas les plexus rachidiens, je les étudierai plus tard, en même temps que les veines extra-rachidiennes, auxquelles elles donnent naissance. Je ne décrirai ici que les premières, en ne les considérant que dans leur disposition, sans m'occuper des veines extérieures auxquelles elles aboutissent, en montrant seulement comment sont disposés les cercles veineux en dedans et en dehors du trou de conjugaison, et comment se forment les plexus intermédiaires, *plexus périganglionnaires.*

Pour bien voir ces plexus et leurs branches d'origine, il faut, après avoir enlevé toutes les lames vertébrales, en conservant appliqués sur la dure-mère intacte les plexus et les veines longitudinales postérieures, réséquer avec précaution tout ce qui forme la paroi postérieure du trou de conjugaison ; on découvre ainsi la face postérieure des plexus et des racines des nerfs rachidiens. L'extraction assez laborieuse de la racine entourée de sa gaine de dure-mère permettra d'apercevoir les veines qui constituent la partie antérieure du plexus. Sur d'autres pièces, la destruction progressive des pédicules et le décollement des veines de la paroi antérieure du trou de conjugaison laissera complètement isolée la racine nerveuse, recouverte de sa gaine fibreuse et enlacée des réseaux veineux.

Ce n'est que par ces différentes préparations, souvent longues et délicates, qu'on pourra se faire une idée exacte de la formation de ces réseaux anastomotiques à mailles serrées, dont la description n'a pas été faite par les auteurs classiques et qui semblent avoir échappé aux dissections si nettes de Breschet ; dans les planches de son atlas, on ne trouve représentées, comme veines du trou de conjugaison, que deux ou trois branches régulières, rarement anastomosées et se rendant directement aux veines extrarachidiennes. M. Verneuil (1) parle de ces plexus dans sa thèse d'agrégation et les range dans la classe des *réseaux plexiformes engainants*.

La forme et l'agencement des plexus anastomotiques diffère à chaque région, par suite des variations de

(1) Verneuil. Du système veineux. Thèse d'agrégation. Paris, 1853.

diamètre des trous de conjugaison, du nombre et du volume, des veines qui s'y trouvent accumulées, et aussi des troncs extrarachidiens qui les reçoivent.

A la région lombaire on observe la disposition la plus simple. Ici, en effet, le trou de conjugaison est énorme ; le cercle veineux qui le borde en dedans est elliptique, à grand diamètre vertical, formé en avant par la veine la plus externe des plexus longitudinaux antérieurs, en arrière par une veine en général régulière, et, en haut comme en bas, par une seule veine horizontale (ou deux au plus), dont la concavité est tournée vers le centre de l'orifice et qui est appliquée au bord correspondant du pédicule vertébral.

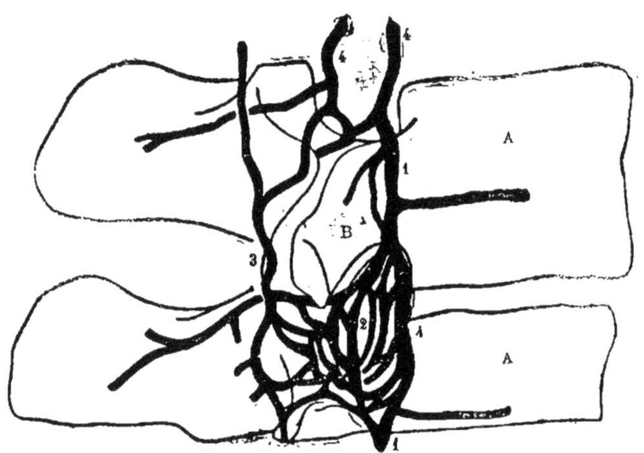

FIG. 1.

Plexus du trou de conjugaison vu par la face externe.

A. Vertèbre lombaire.
B. Apophyse transverse.

1. Veine lombaire longitudinale.
2. Plexus du trou de conjugaison.
3. Arcade anastomotique des veines extrarachidiennes postérieures.
4. Anneau veineux externe.

En dehors, la veine extra-rachidienne correspondante est la branche d'anastomose verticale des veines lombaires ; simple au niveau du pédicule de la vertèbre, elle se dédouble souvent en face de l'orifice externe du trou de conjugaison, pour se reconstituer au-dessous de lui, de façon à former aussi un anneau complet, plus large et plus évasé que l'anneau interne. Quand la veine longitudinale lombaire ne se dédouble pas, elle émet toujours au-dessus du trou de conjugaison une ou deux branches qui vont encore former l'arc postérieur de l'anneau vasculaire. Lorsqu'il y a deux veines verticales parallèles sur le pédicule, elles s'écartent pour se rapprocher ensuite en s'envoyant deux anastomoses transversales, l'une au-dessus, l'autre au-desous de l'orifice. De toute façon, le nerf sortant de ce trou traverse donc encore un cercle veineux, mais ce dernier ne lui est pas immédiatement appliqué, comme celui qui est dans le rachis ; il est adhérent à la périphérie de l'orifice externe du canal osseux. (Fig. 1.)

Ces deux canaux veineux, l'un interne, l'autre externe, sont la limite et l'aboutissant des plexus compris dans l'intervalle qui les sépare. Ils sont reliés surtout par quatre grosses veines transversalement étendues, accolées aux parois du canal osseux et desquelles partent les ramifications secondaires qui vont par leurs anastomoses former le plexus. De ces quatre veines principales, deux sont situées en haut, l'une en avant, l'autre en arrière; les deux autres sont situées sur la paroi inférieure du canal avec les mêmes rapports.

Entre ces troncs s'étendent plusieurs veines de calibre

plus étroit et qui décrivent une série d'arcades parallèles à celles des anneaux veineux terminaux. Enfin, des branches transversales ou obliques reliant entre eux ces différents rameaux achèvent de constituer un lacis réticulé, à mailles irrégulières et étroites. (Fig. 2.)

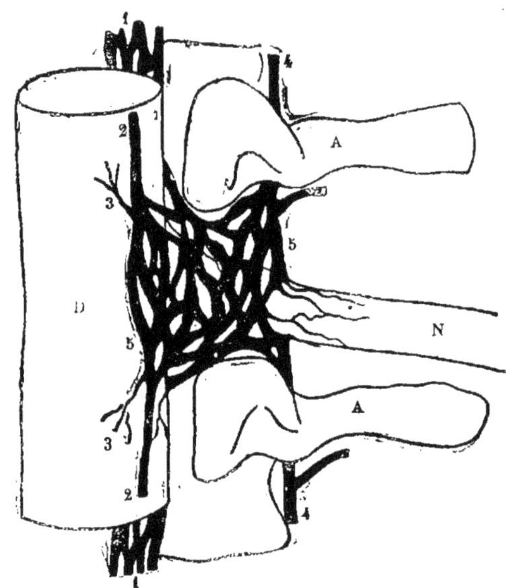

FIG. 2.

Plexus périnerveux vu par sa partie postérieure.

A. Apophyse transverse.
D. Dure-mère.
N. Nerf rachidien.

1. Plexus longitudinal antérieur.
2. Veine longitudinale postérieure.
3. Veinules de la dure-mère.
4. Veine longitudinale extrarachidienne.
5. Plexus entourant la racine rachidienne.

La disposition ainsi exposée est sans doute un peu schématique et on ne trouve pas dans chaque trou de conjugaison une construction aussi nette du plexus. Les grosses veines transversales qui occupent les angles du trou de conjugaison peuvent varier de nombre et de situation. On les voit le plus souvent se bifurquer, s'anastomoser, s'éparpiller en branches secondaires dont il est impossible de suivre les nombreuses modifications. Mais le type général reste vrai et on le retrouve encore même dans les points où l'entassement de veines grosses et flexueuses masque à première vue leurs connexions et leurs rapports.

Le nombre des branches secondaires qui forment le plexus est variable mais toujours assez élevé ; à la région lombaire, les larges dimensions du trou de conjugaison permettent de l'apprécier approximativement. Il existe, en général, de cinq à dix ou quelquefois quinze veines sur chaque paroi du canal, de sorte que le nombre total des branches varie de vingt à soixante environ.

Tout le plexus ainsi disposé est appliqué contre la paroi du canal de conjugaison à laquelle il est uni par un tissu cellulo-graisseux lâche, dont il est en général très facile de détruire les adhérences, sauf au niveau des quatre veines angulaires transversales.

De la face interne du réseau se détachent des branches plus déliées qui se jettent sur la gaine fibreuse du nerf et qui forment un plexus intimement adhérent à la racine rachidienne. A ce *plexus périganglionnaire* viennent aboutir : 1° les veines de la dure-mère ; 2° les veines de la moelle.

Les *veines de la dure-mère* ne deviennent apparentes qu'après des injections très fines, et peuvent être le plus facilement préparées chez l'enfant; l'emploi d'une matière à injection très pénétrante, l'immersion prolongée du sujet dans l'eau tiède, sont ici indispensables pour obtenir un résultat souvent encore incomplet.

Breschet a représenté, dans son atlas, les veines de la dure-mère depuis le trou occipital jusqu'au sacrum, mais ces planches ne montrent pas leur situation exacte et leur disposition. Elles se présentent, en effet, sous l'aspect de très fins réseaux se résolvant peu à peu en groupes de veinules convergentes qui aboutissent aux plexus périganglionnaires; quelques rameaux se rendent aussi aux veines postérieures intrarachidiennes.

Quant aux *veines de la moelle*, dont Adamkiewicz (1) a étudié récemment la disposition, rampant d'abord sur la face antérieure et la face postérieure de l'organe, elles accompagnent les racines antérieures et les racines postérieures pour se jeter dans la partie externe du plexus périganglionnaire qui étale encore ses branches sur une petite portion du nerf mixte.

La racine rachidienne avec son ganglion est donc profondément cachée au centre d'un vrai nid veineux formé de deux couches superposées de branches flexueuses et plexiformes qui la couvrent de leurs réseaux, qui l'isolent et la protègent en l'entourant d'un coussinet élastique. Dans cette loge, le nerf jouit de toute la mobilité dont il a besoin pour n'être pas comprimé ou tiraillé dans divers mouvements.

(1) Adamkiewicz. Vaisseaux sanguins de la moëlle de l'homme (Sitzungsberichte der Kaiserl. Akad. der Wiss., Wien. 1882, p. 101).

A la région dorsale, les connexions du plexus avec le nerf sont plus intimes par suite du rétrécissement du trou de conjugaison et du tassement des veines qui en résulte. Ici, la branche longitudinale extérieure n'existe plus, les branches d'origine de l'azygos ne sont pas unies comme les veines lombaires par une anastomose verticale. La veine dorsale se dédouble au niveau du trou de conjugaison et se reconstitue de l'autre côté du nerf pour former encore un anneau plus étroit que celui qui limitait le plexus à la région lombaire.

A la région cervicale, les plexus se terminent dans les veines vertébrales ; ils sont énormes et à mailles si serrées que le canal de passage du nerf ne semble qu'un étroit conduit percé au centre d'une masse régulière de grosses veines intimement accolées les unes aux autres. Au-dessus et au-dessous de l'atlas, toutes les veines intrarachidiennes sont confondues.

Dans le canal sacré, on trouve, autour des nerfs qui émergent du cul-de-sac inférieur de la dure-mère, des plexus formés par des groupes allongés de veines très tortueuses qui commencent aux arcades inférieures des veines postérieures; ils traversent, avec les nerfs, les trous sacrés antérieurs pour s'unir aux veines périrachidiennes de la face antérieure du sacrum. Par les trous sacrés postérieurs sortent aussi quelques veines moins grosses que les antérieures et qui vont se confondre avec les veines anastomosées en arcades plongées au milieu des muscles des gouttières sacrées.

CHAPITRE DEUXIÈME.

VEINES EXTRARACHIDIENNES.

La division des veines *extrarachidiennes* en *antérieures* et en *postérieures* est classique et acceptée par tous les auteurs.

Les veines *extrarachidiennes postérieures* forment en arrière trois séries d'arcades dans toute la hauteur du rachis ; on doit rattacher à leur étude celle des *veines jugulaires postérieures.*

Les veines *extrarachidiennes antérieures* comprennent (Sappey, Anatomie descriptive, t. II, p. 767) :

1° La *grande azygos;*

2° La *petite azygos;*

3° Les *intercostales supérieures gauches;*

4° Les *intercostales supérieures droites;*

5° Les *lombaires;*

6° Les *ilio-lombaires;*

7° La *sacrée moyenne;*

8° Les *sacrées latérales.*

A ces veines Cruveilhier ajoute les veines *cervicales antérieures* constituées par des branches plexiformes qui se rendent d'une part dans la *veine vertébrale,* d'autre part dans la *veine cervicale ascendante.*

Enfin, on doit ranger encore au nombre des veines *extrarachidiennes* le groupe des veines profondes et latérales du cou qui font bien réellement partie du *système périrachidien* par leur situation, par leurs connexions d'origine et par les anastomoses considérables et directes qui les unissent aux veines contenues dans le canal rachidien : je veux parler des *veines vertébrales* et de ces veines volumineuses qui rampent en arrière des apophyses transverses, contre les apophyses articulaires, et que Chaussier et Breschet avaient désignées du nom de *vertébrales externes* ou *trachéliennes externes*.

J'étudierai, dans un chapitre spécial, toutes les veines périrachidiennes de la région cervicale, en cherchant à montrer leurs connexions réciproques, leurs différentes variétés, les suppléances fonctionnelles qui, dans cette région, assurent la régularité de la circulation. Le groupement de ces veines cervicales, bien différent à première vue de celui des veines de la région dorso-lombaire, peut cependant être ramené au même type anatomique, type que l'on retrouve à chaque vertèbre, depuis le sacrum jusqu'à l'atlas ou plutôt jusqu'à l'axis. Car, au sommet de la colonne cervicale, toutes les *veines intrarachidiennes* et *périrachidiennes* viennent se réunir en un plexus commun, véritable confluent qui mérite une description détaillée comme point d'origine de tous ces vaisseaux et comme réservoir sanguin d'un rôle physiologique important.

I.

VEINES EXTRARACHIDIENNES ANTÉRIEURES.

(Région dorsolombaire.)

La disposition générale et toutes les variétés de nombre, de volume, d'origine des veines *prérachidiennes* de la région dorso-lombaire et de la face antérieure du sacrum ont été l'objet de nombreux travaux depuis les plus anciens anatomistes et on en trouve aujourd'hui la description exacte dans tous les traités d'anatomie. Aussi n'ai-je pas à reprendre ici cette description, que je ne pourrais que copier littéralement ; je ne ferai que résumer rapidement leur situation, leurs rapports avec les vertèbres et la façon dont elles se superposent, s'échelonnent pour former une série d'arcades continues, communiquant au niveau de chaque vertèbre avec les veines du canal rachidien.

A la région lombaire se rencontre le type le plus simple des veines extrarachidiennes. Les *veines lombaires* du côté droit et du côté gauche, horizontales dans tout leur trajet, se rendent directement au tronc de la veine cave inférieure. Nées dans l'épaisseur de la paroi abdominale, elles reçoivent, en passant au-devant des trous de conjugaison, les branches efférentes des plexus anastomotiques qui s'y trouvent contenus et qui leur donnent à partir de ce point un volume plus considérable. De plus, encore au niveau des trous de conjugaison, on voit se détacher à angle droit de la veine transversale une branche verticale qui se rend à la veine située au-dessus;

cette disposition répétée à chaque vertèbre a pour conséquence la formation d'un long canal veineux appliqué contre la partie latérale des corps vertébraux, passant en avant de la base des apophyses transverses qui, en le soulevant un peu, lui donnent une direction sinueuse ; ce canal vertical auquel on a donné le nom de *veine lombaire ascendante* ou *longitudinale*, est toujours assez développé, parfois beaucoup plus volumineux que les veines transversales.

Au niveau du trou de conjugaison, il peut se dédoubler pour former l'anneau veineux externe par lequel sort le nerf, mais le plus souvent il reste accolé au corps de la vertèbre, au devant du trou ; des branches moins grosses, communiquent largement avec lui et constituent la partie postérieure de l'anneau. De cette partie postérieure de l'anneau part toujours une veine (quelquefois deux) qui passe au-dessous de la base de l'apophyse transverse, la contourne pour aller s'anastomoser largement avec les veines extrarachidiennes postérieures, représentant ainsi le tronc terminal de ces dernières venant se jeter dans les veines lombaires.

Sur la partie latérale de chaque vertèbre, au-dessous de l'apophyse transverse, se trouve donc un confluent plexiforme auquel se rendent ou duquel partent cinq groupes de veines :

1° *Branche externe*, veines des parois abdominales ;

2° *Branche postérieure*, veines extrarachidiennes postérieures ;

3° *Branche verticale*, veine lombaire longitudinale.

4° *Branche antérieure*, veine lombaire transversale

5° *Branches internes*, veines efférentes des plexus intrarachidiens.

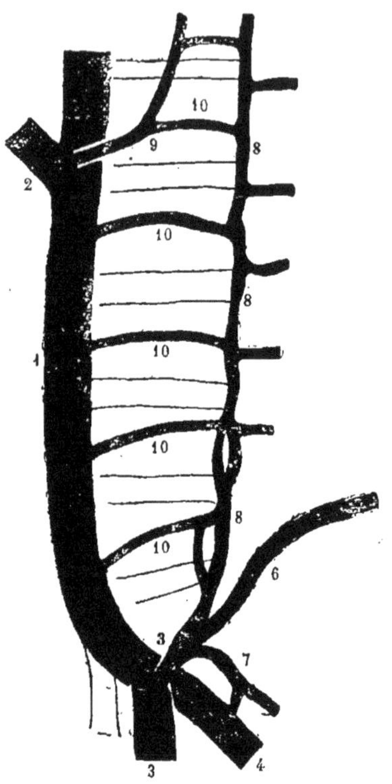

Fig. 3.

Série des anastomoses des veines lombaires.

1. Veine cave inférieure.
2. Veine rénale.
3. Veine iliaque externe relevée.
4. Veine iliaque interne.
5. Veine iliaque primitive.
6. Veine ilio-lombaire.
7. Canal de dérivation.
8. Veine longitudinale lombaire.
9. Anastomose avec la veine rénale.
10. Veines transversales lombaires.

La veine *lombaire verticale* établit une large anastomose entre ces confluents échelonnés ; on peut la considérer, au point de vue physiologique, comme une série d'arcades plongeant par leurs deux extrémités dans ces plexus.

Il en est de même de la *veine cave inférieure* à laquelle l'abouchement successif des veines transversales lombaires fait jouer un rôle identique.

Semblable aussi est la disposition des veines extrarachidiennes postérieures, qui forment, sur les faces latérales des apophyses épineuses, des arcades anastomotiques, dont l'aboutissant est toujours le même point central, le même confluent.

La réunion de toutes ces veines ne se fait pas avec la régularité que semble indiquer cette description. Et souvent on voit se détacher à une hauteur variable de la veine longitudinale soit la veine afférente des parois abdominales, soit la veine transversale prévertébrale ; mais peu importent ces variations de dispositions anatomiques ; le type physiologique reste toujours le même ; et souvent, du reste, lorsque les branchements de ces veines sur le tronc vertical sont trop éloignés, on voit un canal de sûreté, souvent formé par un dédoublement de ce tronc vertical lui-même, assurer la régularité de la fonction.

Les veines lombaires longitudinales communiquent en haut avec les veines azygos, quelquefois par une anastomose transversale avec les veines rénales, et en bas elles se continuent avec les *veines ilio-lombaires.*

Les veines ilio-lombaires qui s'ouvrent en général dans les iliaques primitives, largement unies aux veines lombaires, complètent ici la série d'arcades anastomotiques, qui aboutit à la veine iliaque.

Il est donc facile de voir avec quelle rapidité peut se rétablir la circulation quand un obstacle vient à la gêner en un point quelconque ; et pour s'en rendre bien compte, il suffit de faire des injections d'une substance lentement coagulable en divers sens, soit par la veine fémorale, soit par la veine cave, soit par les veines lombaires elles-mêmes, en plaçant en différents points des ligatures ou mieux des pinces à forcipressure qu'on peut enlever rapidement pour rétablir le cours de l'injection. Qu'on pousse l'injection par la veine fémorale, par exemple, en plaçant une ligature sur la partie inférieure de la veine cave, on verra très rapidement la veine cave s'emplir au-dessus de la ligature; qu'au lieu d'un seul fil, on en place deux ou trois entre les terminaisons des veines lombaires, les segments intermédiaires aux ligatures s'empliront encore.

Enfin des pinces appliquées à différentes hauteurs sur la veine lombaire ascendante n'empêchent pas la réplétion de ses segments intermédiaires ; l'injection passe alors presque instantanément au-dessous de l'obstacle dans les veines intrarachidiennes pour venir dans la veine longitudinale par le plexus du premier trou de conjugaison.

A la région lombaire, la veine cave, la veine longitudinale lombaire, continuée par la veine ilio-lombaire, les veines postérieures, forment donc physiologiquement trois séries d'arcades pouvant rétablir la circulation intrarachidienne, tant qu'un des plexus des trous de conjugaison reste libre. Et réciproquement les veines intrarachidiennes jouent le rôle de véritables canaux de sûreté ou plus exactement de canaux de dérivation par rapport aux veines extrarachidiennes.

A la région dorsale, les deux azygos recueillent de chaque côté le sang des veines dorsales échelonnées pour venir successivement tomber à angle droit sur le tronc collecteur; mais ici, pas d'anastomoses entre les branches transversales, pas de veine longitudinale au niveau des trous de conjugaison comme à la région lombaire. Il semble que la veine azygos représente la veine ascendante lombaire rejetée vers la ligne médiane ; ou plutôt que cette veine ascendante lombaire ne soit que l'azygos des lombes, comme les veines sacrées moyennes et latérales sont les azygos sacrées (Cruveilhier). Quel que soit en effet le nombre, quelle que soit la forme ou la disposition de toutes ces veines, elles ont toutes pour caractère commun de former, au dos, comme aux lombes, comme au sacrum, une série d'arcades, de canaux anastomotiques communiquant par chaque trou de conjugaison avec les veines intrarachidiennes, et formant de plus un courant collatéral extrarachidien, continu, depuis les veines iliaques internes et les veines iliaques externes jusqu'à la veine cave supérieure.

Dans tout ce système, le cours de la circulation peut être facilement renversé, sauf dans la partie terminale de la grande azygos qui présente au niveau de sa crosse une ou deux valvules souvent assez développées pour empêcher l'injection rétrograde ; mais au-dessous de ces valvules, cette injection peut être très facilement pratiquée et passe immédiatement dans tout le système des veines azygos, et des veines qui les prolongent le long du rachis.

Au cou même, Cruveilhier a bien montré que les branches plexiformes qui rampent sur la face antérieure des corps des vertèbres et qui vont se terminer d'une part dans les veines cervicales ascendantes et d'autre part, dans les veines vertébrales, constituent avec ces deux groupesveineux les azygos de la région cervicale.

II.

VEINES EXTRARACHIDIENNES POSTÉRIEURES.
(Région dorso-lombaire.)

Les *veines postérieures*, veines *dorsi-spinales* de Dupuytren, ne sont aussi qu'une série d'arcades d'une disposition plus complexe par suite de la richesse du réseau anastomotique des branches qui les forment et qui embrassent dans leurs mailles les apophyses épineuses, les apophyses articulaires, les lames vertébrales et les apophyses transverses.

Trois séries d'arcades s'étendent sur toute la hauteur de la colonne vertébrale : la première entre le sacro-lombaire et le long dorsal ; la seconde entre le long dorsal et le transversaire épineux ; la troisième entre le transversaire épineux et les ligaments interépineux. « De ces trois longues séries de branches, les deux premières accompagnent les artères correspondantes. La dernière est d'abord formée de veines longitudinales situées en arrière du sommet des apophyses épineuses. Du côté antérieur de celles-ci partent des rameaux interépineux qui s'accolent aux ligaments de ce nom ; parvenus au niveau de la base des apophyses épineuses, ils se dévient pour se porter en dehors et se diviser entre les apophyses transverses en branches ascendante et descendante ; la branche ascendante s'anastomose avec la branche descendante de la veine qui est au-dessous. De ces anastomoses naissent des arcades à concavité antérieure dont les extrémités communiquent au niveau de chaque trou de conjugaison avec les veines intra-rachidiennes. » (Sappey. T. II, p. 767).

Ces branches se relient aux veines de l'intérieur du rachis non seulement par les grosses anastomoses des trous de conjugaison, mais aussi par des branches plus déliées ordinairement au nombre de deux de chaque côté qui passent directement entre les lames vertébrales et se jettent dans les veines intrarachidiennes postérieures, soit en traversant le ligament jaune, soit en contournant son bord externe.

La disposition de ces veines postérieures est à peu près la même dans toute la longueur des gouttières vertébrales. Au cou vient s'ajouter un autre groupe de veines, qui appartient à la jugulaire postérieure.

III.

VEINES EXTRA-RACHIDIENNES DE LA RÉGION CERVICALE.

Toutes les veines profondes du cou, rejetées sur les parties latérales ou en arrière sont remarquables par leur volume toujours considérable, par la multiplicité des branches qui leur donnent naissance et qui forment en certains points de véritables nappes veineuses, mais surtout par leur origine et leurs relations avec les veines intrarachidiennes.

Deux groupes veineux sont l'aboutissant de toutes ces veines profondes : les *jugulaires postérieures*, et les *vertébrales* (*vertébrales internes* de Breschet).

La fusion des plexus intrarachidiens antérieur et postérieur qui se fait à la partie supérieure du canal cervical, a pour résultat la formation d'une énorme masse veineuse, qui a déjà été signalée plus haut et qui correspond à l'angle externe du canal. A la hauteur de l'atlas cette nappe veineuse s'étale tout en conservant une épaisseur considérable (5 ou 6 millimètres) et empiète surtout sur la partie postérieure. Elle est recouverte dans toute son étendue par une lamelle fibreuse analogue à celle qui double les plexus longitudinaux antérieurs, et qui, assez souple pour permettre une facile et complète dilatation des vaisseaux qu'elle recouvre, est assez épaisse et assez résistante cependant pour en masquer la disposition et en rendre la préparation difficile.

Cette masse veineuse est l'aboutissant ou le point de départ de toutes les grosses veines de la région ; c'est par elle que se fait la plus large communication entre les veines intrarachidiennes, les veines extrarachidiennes et les veines de la cavité cranienne. Elle forme donc tant au point de vue anatomique qu'en raison de son rôle physiologique un véritable confluent central des veines intra ou extrarachidiennes et intracrâniennes.

La disposition exacte des grosses veines flexueuses qui forment ce confluent *occipito-vertébral*, est très difficile à déterminer à cause du tassement de ces veines et de leur adhérence au feuillet fibreux qui efface leurs contours. Alors même qu'on a enlevé avec précaution ce feuillet fibreux sans ouvrir la cavité des vaisseaux, on ne voit encore le plus souvent qu'une masse confuse de laquelle se détachent de grosses branches les unes verticales les autres horizontales.

Le confluent occipito-vertébral est immédiatement appliqué sur la concavité de l'arc de l'atlas qu'il déborde en haut et en bas, de sorte qu'après avoir détruit les ligaments occipito-atloïdiens et atloïdo-axoïdiens postérieurs, on l'aperçoit en fléchissant fortement la tête sous forme de deux gros bourrelets situés l'un au-dessus, l'autre au-dessous de l'arc de l'atlas.

Ces rapports intimes avec l'arc de l'atlas et l'examen de pièces fraîches montrent comment dans les mouvements d'extension forcée de la tête soit directe, soit oblique, les grosses veines qui naissent du confluent et qui passent au-dessus et au-dessous de l'arc osseux peuvent être comprimées au moment de leur passage. Il suffit de faire l'expérience sur un sujet dont les veines ont été injectées à la gélatine pour voir le sillon profond que creuse sur les canaux la pression de l'arc de l'atlas.

Tout autour du trou occipital existe un plexus composé de veinules assez grêles et qui est contenu dans un dédoublement du ligament occipito-atloïdien ; ce plexus vient se terminer dans le confluent auquel aboutissent du reste un grand nombre de veines qui, à ce niveau, sont partout répandues dans l'épaisseur même des ligaments. Lorsque l'injection a refoulé le sang dans ces veinules sans les pénétrer la section des ligaments de cette région présente presque un aspect caverneux, tant ils sont infiltrés de ramifications vasculaires.

La partie antéro-interne du confluent qui est située sur la paroi antérieure du canal cervical est bien moins saillante, bien moins accentuée que le reste de sa masse. Là, quelques-unes des veines longitudinales antérieures, bien diminuées de volume, semblent se prolonger directement et monter vers l'apophyse basilaire de l'occipital, pour s'y jeter dans un plexus qui recouvre sa face supérieure et se terminer dans le sinus occipital. Presque toujours un groupe de ces veines au lieu d'aller sur l'apophyse basilaire, se dirige obliquement en haut et en dehors pour pénétrer dans le trou condylien antérieur. Là il se perd dans ce plexus bien décrit par Labbé (1) sous le nom de sinus condylien. Ce sinus condylien lui-même communique toujours très largement avec le confluent condylien de Trolard.

Le volume de ces veines ascendantes est très variable, et si elles n'établissent en général que des anastomoses relativement peu importantes avec les sinus, on les voit au contraire, sur certaines pièces, prendre un volume considérable et former sur l'apophyse basilaire un

(1) Ch. Labbé. Moyens de communication du système veineux intracrânien avec l'extérieur du crâne. Paris, 1882.

gros plexus qui assure une large communication avec les sinus craniens.

Le confluent se sépare en deux groupes de grosses veines qui sortent du canal rachidien, l'une au-dessus, l'autre au-dessous de l'atlas. Le premier est le plus considérable, il paraît constitué autant par le plexus intrarachidien postérieur que par l'antérieur, et il est composé de quatre ou cinq veines parallèles qui se couchent presque horizontalement au-dessus de l'atlas. Il donne naissance à deux grosses veines ou plutôt à deux

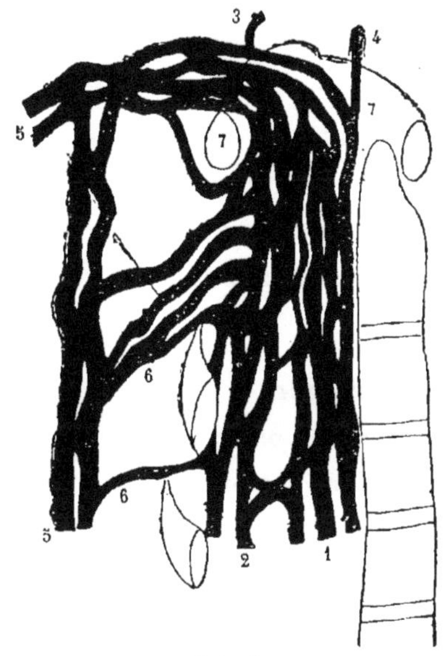

FIG. 4.

Origines intrarachidiennes de la jugulaire postérieure.

1. Veines intrarachidiennes antérieures.
2. Veines intrarachidiennes postérieures.
3. Origine des veines vertébrales.
4. Groupe de veines ascendantes allant sur l'apophyse basilaire et dans le trou condylien antérieur.
5. Jugulaire postérieure.

6-6. Anastomoses échelonnées de la jugulaire postérieure avec les veines intrarachidiennes.

7. Grand confluent veineux occipito-vertébral.

groupes de veines : les *jugulaires postérieures* et les *vertébrales internes* (trachéliennes internes de Breschet).

Le groupe qui sort au-dessous de l'atlas forme d'autres branches d'origine de la jugulaire postérieure et la veine *vertébrale externe* (*trachélienne externe* de Breschet).

Ainsi, le grand confluent occipito-vertébral peut être regardé comme l'origine commune des plexus intrarachidiens et des veines vertébrales et jugulaires postérieures qui semblent se continuer à plein canal avec les premiers, en passant au-dessus ou au-dessous de l'atlas.

Veines jugulaires postérieures. — Elles naissent de racines multiples, souvent volumineuses, et, établissent une large communication entre divers départements veineux ; les branches d'origines ne sont pas constantes et souvent se rendent aux veines voisines. Voici quelles sont ordinairement les veines dont la réunion forme la jugulaire postérieure :

1° La *veine mastoïdienne ;*

2° La *veine condylienne postérieure ;*

2° Une ou deux *veines occipitales profondes ;*

4° Les branches plexiformes circulaires du tronc occipital ;

5° Des branches qui partent du *confluent occipito-vertébral ;*

6° Des branches qui unissent l'origine de la jugulaire postérieure et des vertébrales.

Les veines qui naissent du confluent occipito-vertébral ont été décrites. Celles qui unissent la jugulaire postérieure aux vertébrales sont en général très volumineuses, au nombre de quatre ou cinq, et relient très largement les deux groupes de vaisseaux.

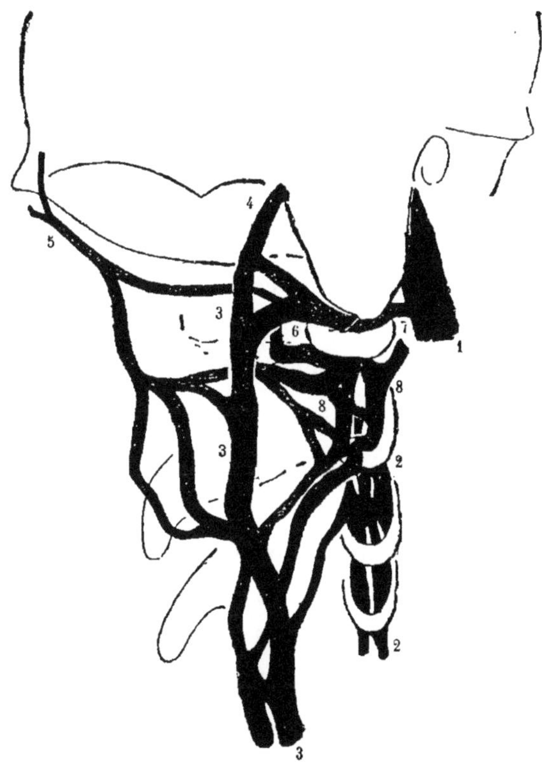

Fig. 5.

Jugulaire postérieure. Origines et anastomoses.

1. Jugulaire interne.
2. Veines vertébrales.
3. Jugulaire postérieure.
4. Veine mastoïdienne.
5. Veine occipitale profonde.
6. Anastomose de la jugulaire postérieure avec l'origine des vertébrales.
7. Anastomose avec la jugulaire interne.
8. Réseau congloméré appliqué contre l'apophyse transverse de l'axis. (Verneuil.)

Les veines du trou occipital et les veines occipitales profondes n'ont aucune importance, à cause de leur faible calibre habituel.

Il en est tout autrement de la veine mastoïdienne et de la veine condylienne postérieure. La veine mastoïdienne, ordinairement assez grêle, unit directement la jugulaire postérieure au sinus latéral. Mais sa terminaison dans la jugulaire postérieure n'est pas constante. L'existence de la veine condylienne postérieure semble au contraire habituelle ; dans quelques cas, elle prend un volume énorme, et sur une pièce (fig. 6) elle était plus grosse que la jugulaire interne du même côté.

Le sinus latéral paraît alors réellement se bifurquer en deux branches : jugulaire interne et condylienne postérieure.

Enfin, la jugulaire postérieure envoie le plus souvent une anastomose directe à la jugulaire interne ; cette anastomose semble parfois être indirecte et se faire par l'intermédiaire du confluent lui-même ou de l'origine des veines vertébrales.

Le trajet ultérieur de la jugulaire postérieure est partout bien décrit. On sait que née ainsi entre l'occipital et l'atlas, elle se porte en dedans, s'anastomose en arrière de l'apophyse épineuse de l'axis avec celle du côté opposé, puis descend obliquement en bas et en dehors, pour passer au-dessous de l'apophyse transverse de la 7e vertèbre cervicale et se terminer dans la sous-clavière, en arrière de la jugulaire interne, ordinairement par un tronc commun avec la veine vertébrale. Elle est

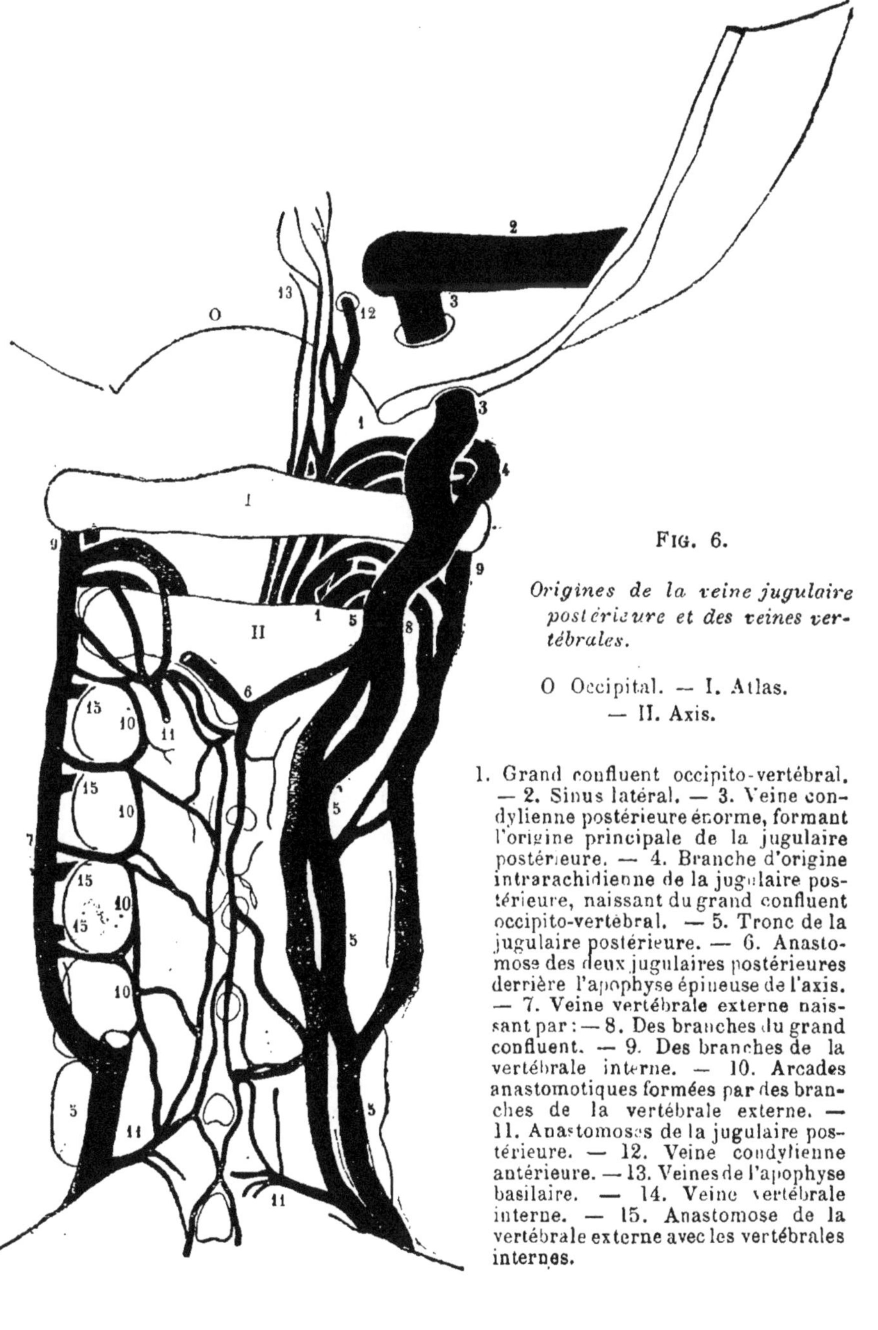

Fig. 6.

Origines de la veine jugulaire postérieure et des veines vertébrales.

O Occipital. — I. Atlas. — II. Axis.

1. Grand confluent occipito-vertébral. — 2. Sinus latéral. — 3. Veine condylienne postérieure énorme, formant l'origine principale de la jugulaire postérieure. — 4. Branche d'origine intrarachidienne de la jugulaire postérieure, naissant du grand confluent occipito-vertébral. — 5. Tronc de la jugulaire postérieure. — 6. Anastomose des deux jugulaires postérieures derrière l'apophyse épineuse de l'axis. — 7. Veine vertébrale externe naissant par : — 8. Des branches du grand confluent. — 9. Des branches de la vertébrale interne. — 10. Arcades anastomotiques formées par des branches de la vertébrale externe. — 11. Anastomoses de la jugulaire postérieure. — 12. Veine condylienne antérieure. — 13. Veines de l'apophyse basilaire. — 14. Veine vertébrale interne. — 15. Anastomose de la vertébrale externe avec les vertébrales internes.

contenue là dans un dédoublement aponévrotique comme les autres grosses veines de la région,

De l'anastomose qui unit les deux jugulaires postérieures en arrière de l'axis, naît une branche qui descend verticalement sur le sommet de toutes les apophyses épineuses cervicales et communique avec les rameaux nombreux anastomosés dans les gouttières vertébrales. De cette veine postérieure partent aussi les branches qui longent le bord inférieur des lames des vertèbres, et fournissent les veinules qui traversent les ligaments jaunes pour se jeter dans les veines intrarachidiennes.

La veine jugulaire postérieure est souvent unique, mais quelquefois constituée par deux troncs volumineux qui descendent accolés, et sur tout leur trajet réunis par de fréquentes anastomoses (fig. 6). Sur quelques sujets, cette veine n'est représentée que par une branche de calibre relativement petit, mais qui est alors suppléée par trois ou quatre veines qui viennent toujours se réunir au tronc principal à la partie inférieure du cou.

Toutes les veines de la partie postérieure du cou, de la région de la nuque se jettent pour la plupart dans la jugulaire postérieure, les autres dans la jugulaire externe et les veines occipitales ; enfin, dans les vertébrales et les cervicales transverses.

Le nombre de ces veines est énorme, et leur disposition partout plexiforme explique la dissemblance des descriptions qu'en donnent les différents ouvrages d'anatomie. Foucher, dans sa thèse sur les *veines du cou* (1),

(1) Foucher. Étude sur les veines du cou et de la tête. Th. de Paris, 1854, n° 16.

résume d'une façon très claire la situation et l'aspect des différents groupes qu'elles forment. Décrivant d'abord la jugulaire postérieure, qu'il suit depuis la sous-clavière jusqu'aux veinules d'origine, il la montre fournissant au niveau de chaque espace intertransversaire des rameaux d'anastomose avec les veines vertébrales et les veines intrarachidiennes, puis des branches musculaires; ces dernières branches sont surtout abondantes entre le transversaire épineux et le complexus. Elles forment là « une nappe veineuse composée de rameaux assez volumineux et plexueux, nappe veineuse qui recouvre tout le transversaire épineux et qui va, par des branches volumineuses qui traversent ce muscle, communiquer avec le plexus appliqué sur la colonne vertébrale. Je ne saurais trop insister sur ce vaste plexus veineux qui n'a pas été signalé d'une manière assez particulière. Les veines qui le composent sont contenues entre deux lamelles aponévrotiques auxquelles elles adhèrent si fortement que la dissection est très difficile. »

Déjà, en 1853, M. Verneuil avait, dans sa thèse d'agrégation, signalé l'existence et l'importance de ces réseaux (qu'il range parmi les *réseaux veineux conglomérés*) ou plutôt des plexus qu'on rencontre tout à fait à leur partie supérieure contre les apophyses transverses : « on en distingue presque constamment un (*des réseaux conglomérés*, p. 41) de chaque côté de la ligne médiane, vers l'origine des jugulaires postérieures au niveau des apophyses transverses des 2e et 3e vertèbres cervicales, entre les muscles superficiels et les muscles profonds de la nuque, c'est-à-dire là où la veine jugulaire communique avec les plexus rachidiens dont elle se détache. Ce plexus veineux est très évident et d'un volume considérable sur une des pièces déposées au musée par M. Boullard, à l'occasion d'un concours pour le prosectorat. »

Et M. Verneuil montre, d'après l'observation d'une malade opérée par M. Maisonneuve, que ce plexus peut être le point de départ d'une tumeur érectile veineuse de la nuque.

En effet, à la partie supérieure et externe, la nappe veineuse décrite par Foucher se continue avec des groupes de branches flexueuses et en général volumineuses qui vont se terminer entre les apophyses transverses des vertèbres dans les veines vertébrales et les veines intra-rachidiennes. Les plus grosses de ces anastomoses sont, comme l'a indiqué M. Verneuil, celles qui répondent aux 2e et 3e vertèbres cervicales (8, fig. 5 et 11, fig. 6). Les suivantes ne sont souvent représentées que par une ou deux veines ; mais il existe habituellement, entre la 5e et la 6e, une veine anastomotique très grosse, assez grosse souvent pour sembler être un dédoublement des veines vertébrales internes; celles-ci se diviseraient alors en deux groupes de branches terminales, l'un sortant au-dessous de la 5e vertèbre cervicale ou quelquefois de la 4e, pour se porter en arrière et s'unir à la jugulaire postérieure, l'autre sortant soit aussi par le trou de la 5e, soit par celui de la 6e apophyse transverse, pour se jeter directement dans la sous-clavière après s'être le plus souvent réuni également au tronc de la jugulaire postérieure.

Telles sont les branches d'origine et d'anastomose de la jugulaire postérieure. Si maintenant on cherche à se rendre compte de la disposition de toutes les veines de la nuque impossibles à décrire en détail, on voit qu'elles forment (comme l'a bien montré Foucher), outre le réseau sous-cutané peu abondant, quatre plexus :

Le premier situé dans l'interstice du trapèze et du splénius ;

Le second, entre le splénius et le complexus ;

Le troisième, très riche et déjà décrit, entre le complexus et le transversaire épineux ;

Le quatrième, entre le transversaire épineux et les vertèbres.

Les rameaux qui constituent le premier plexus se rendent surtout dans la jugulaire externe et les branches occipitales ; ceux du second plexus, dans les veines cervicales transverses ; ceux du troisième, dans la jugulaire postérieure ; enfin les branches situées entre le transversaire épineux et les vertèbres vont se terminer au niveau de chaque espace intertransversaire dans les veines vertébrales.

« Ces quatre plexus, dit Foucher, forment quatre plans superposés maintenus par des lames aponévrotiques communiquant largement les uns avec les autres par des veines nombreuses et surtout volumineuses, qui traversent les couches musculaires auxquelles elles adhèrent. De cette façon, les parties molles de la nuque offrent une richesse de veines insolite et que l'on ne trouve guère que dans le bassin aux approches des tissus caverneux. »

Un grand nombre de ces veines prennent naissance dans les muscles, d'autres passent dans les interstices musculaires, enfin on peut nettement en certains points voir des veines anastomotiques traverser le corps charnu des muscles, fait qui est facile à vérifier pour les petits muscles intertransversaires et le transversaire épineux. Je n'ai pu encore vérifier dans tous ses détails cette disposition des veines musculaires de la nuque qui présente comme on le voit une grande analogie avec celle des veines musculaires de la jambe, si nettement exposée par M. Le Dentu (1), disposition qu'on retrouve encore à la cuisse.

Veines vertébrales. — Il en est des veines vertébrales comme des veines jugulaires postérieures ; toute l'attention des auteurs qui les ont décrites semble s'être portée seulement sur leur trajet et surtout sur leur mode de terminaison, sur les variétés qu'elles présentent près de leur partie inférieure suivant qu'elles sortent par le trou de l'apophyse transverse de la 5e vertèbre cervicale ou par celui de la 4e ; mais c'est à peine si l'on trouve indiqué d'un mot leur mode de formation, leurs origines à la partie supérieure. Je me contenterai donc d'indiquer rapidement leur terminaison et les branches qu'elles reçoivent dans leur parcours, pour essayer de montrer comment elles prennent naissance dans le canal rachidien.

Ces veines sont toujours multiples. La description

(1) Le Dentu. Recherches anatomiques et considérations physiologiques sur la circulation veineuse du pied et de la jambe Thèse de doctorat, Paris, 1867.

classique ne montre qu'une ou deux veines vertébrales descendant dans le canal des apophyses transverses; mais on trouve presque toujours, au lieu d'une veine régulière, plusieurs branches, ordinairement trois ou quatre, fréquemment reliées entre elles par des anastomoses, et formant un véritable plexus qui, bien injecté, remplit complètement le canal qui le contient. Ce plexus se divise au niveau de chaque espace intertransversaire en deux groupes : l'un antérieur qui entoure l'artère vertébrale, l'autre postérieur séparé du précédent par le nerf qui sort du trou de conjugaison. Ces plexus reçoivent les anastomoses échelonnées des veines intrarachidiennes qui forment les plexus périnerveux.

A la partie inférieure de la région, ces veines se confondent en un tronc commun qui sort ordinairement au-dessous de la 5e apophyse transverse pour descendre jusqu'à la veine sous-clavière, dans laquelle elle se jette après s'être le plus souvent unie à la jugulaire postérieure.

Les veines vertébrales naissent dans le rachis du confluent occipito-vertébral, confondant par conséquent en partie leurs origines avec celles de la jugulaire postérieure (fig. 4-3).

Elles semblent formées, pour la plus grande partie, par l'extrémité supérieure des plexus antérieurs. Elles sont situées au-dessus de l'arc de l'atlas et communiquent là, à plein canal, avec la grosse branche d'origine correspondante de la jugulaire postérieure. Elles contournent alors la masse latérale de l'atlas, pour entrer dans le trou de l'apophyse transverse. On pourrait donc dire que sur l'arc de l'atlas est placé, à cheval un plexus veineux, dont les deux extrémités descendent l'une en dedans du rachis (veines intrarachidiennes), l'autre en dehors (veines vertébrales et veines jugulaires postérieures).

Au-dessous de l'atlas, les veines vertébrales émettent une grosse branche qui s'applique contre les apophyses articulaires des vertèbres pour se terminer dans la jugulaire postérieure au niveau de la 4e ou de la 5e cervicale : c'est la veine *vertébrale externe* ou *trachélienne externe* bien représentée par Breschet. Cette veine naît entre l'atlas et l'axis par une ou deux branches des vertébrales internes, et aussi par deux gros rameaux que lui fournit le confluent intrarachidien et qui semblent continuer une partie des plexus postérieurs (8 et 9, fig. 6).

Cette veine vertébrale externe s'unit largement avec les vertébrales internes au-dessous de chaque apophyse transverse. A sa partie postérieure, elle reçoit une série d'arcades qui font partie du plexus profond de la nuque (10,10 fig. 6).

L'existence de la veine vertébrale externe n'est pas constante ; elle est souvent remplacée par un certain nombre de branches, de disposition très variable, qui vont se jeter isolément dans la jugulaire postérieure après s'être largement anastomosées entre elles.

Dans ces cas, les arcades appliquées derrière les apophyses articulaires s'ouvrent directement dans les vertébrales internes.

Les branches reçues par les veines vertébrales internes soit directement, soit indirectement, par l'intermédiaire de la vertébrale externe, sont donc :

1° Toutes les veines de la face antérieure de la colonne cervicale qui forment au-devant de l'axis et de la troisième cervicale un véritable réseau congloméré analogue à celui qui recouvre en arrière les apophyses des mêmes vertèbres ;

2° Toutes les veines postérieures appliquées sur le plan osseux et recouvertes par le transversaire épineux ;

3° Les branches d'anastomoses directes de la jugulaire postérieure ;

4° Les branches d'anastomoses des veines intra-rachidiennes, par les plexus des trous de conjugaison.

Ces quatre ordres de branches se trouvent au niveau de chaque espace intertransversaire, de sorte que, nulle part, la série des arcades n'est interrompue.

La veine vertébrale externe représente bien un grand canal de dérivation qui part des plexus rachidiens et des vertébrales en haut, pour aboutir à la partie inférieure de la jugulaire postérieure, et on comprend facilement comment un obstacle siégeant sur un point quelconque d'une de ces grandes arcades veineuses, jugulaires postérieures, vertébrales internes, vertébrales externes et plexus intrarachidiens, ne saurait provoquer de trouble considérable de la circulation.

Le mode de formation des veines vertébrales, aux dépens des plexus rachidiens au niveau du confluent supérieur, était le même sur tous les sujets que j'ai examinés pour cette étude. Mais elles présentent parfois d'autres racines inconstantes. C'est ainsi qu'on voit assez souvent la veine condylienne postérieure venir se continuer avec les vertébrales au lieu de former une branche d'origine de la jugulaire postérieure. La grosse branche d'anastomose avec la jugulaire interne sort tantôt directement du confluent, tantôt de l'origine de la jugulaire postérieure, tantôt de celle de la vertébrale. Toutes ces modifications sont peu importantes et il n'est guère utile de rechercher la fréquence relative de ces diverses situations des anastomoses des veines profondes du cou. Ce qu'il faut savoir, c'est qu'elles communiquent toutes largement à leur origine, que des anastomoses, souvent volumineuses, sont échelonnées sur tout leur trajet, de façon à les transformer, au point de vue physiologique, en une série d'arcades dans lesquelles la circulation ne saurait être interrompue, au moins par un obstacle unique.

On se rend bien compte de l'agencement, du groupement et des rapports réciproques de ces veines sur une pièce dont on a enlevé tous les muscles, toutes les artères, tous les nerfs, pour ne garder que le squelette et les veines ; on voit ainsi, à la partie antérieure du cou, les grandes arcades, les grands réseaux à larges mailles, formés par les branches de la jugulaire antérieure, de la jugulaire interne et de la jugulaire externe, réseaux constitués par des mailles superficielles et les mailles profondes, reliées entre elles par de nombreuses branches; à la partie postérieure, toute la colonne cervicale est couverte par un réticulum beaucoup plus riche et plus complexe, mais dont la formation élémentaire répond toujours au même type.

CONCLUSIONS.

I. Les veines intra-rachidiennes antérieures forment deux plexus d'une disposition régulière dans lesquels une circulation relativement facile est assurée par de nombreuses anastomoses courtes et directes aboutissant aux veines extrarachidiennes.

Les veines intrarachidiennes postérieures sont constituées en partie par des veines longitudinales, en partie par des plexus composés de veines enroulées, flexueuses, formant de longs diverticules dans lesquels la circulation doit être nécessairement ralentie.

II. La richesse des plexus veineux intra-rachidiens varie suivant les régions. Elle semble être au cou en rapport avec l'étendue des mouvements du segment correspondant de la colonne vertébrale.

III. Au niveau des premières vertèbres cervicales, les plexus antérieurs se confondent avec les plexus postérieurs et leur distension peut diminuer d'un quart ou d'un tiers la capacité du canal rachidien. Ils ont là une influence considérable sur la circulation générale du crâne et du cou. De plus ils forment un coussin élastique qui protège l'extrémité supérieure de la moelle dans les mouvements de la tête.

IV. Les anastomoses avec les veines extra-rachidiennes

forment autour des racines rachidiennes et de leurs ganglions un très riche plexus de deux réseaux superposés qui matelassent les parois des trous de conjugaison et protègent les nerfs qui les traversent.

V. Les veines extra-rachidiennes forment sur toute la hauteur de la colonne vertébrale plusieurs séries d'arcades qui s'anastomosent par chaque trou de conjugaison avec les veines intrarachidiennes de sorte que chacun de ces groupes de veines joue par rapport aux autres le rôle d'une série de canaux de dérivation. Les injections pratiquées en différents sens et à toutes les régions montrent que partout les communications sont assez larges pour rétablir immédiatement le cours de la circulation après la création d'un obstacle, l'application d'une ligature ou d'une pince, etc.

VI. Il existe toujours au niveau des deux premières vertèbres cervicales, deux énormes groupes de veines, situés l'un à droite l'autre à gauche, dans l'angle externe du canal cervical, véritables confluents occipito-vertébraux qui sont le centre de toute la circulation veineuse profonde du cou. Ils sont l'origine commune des plexus intra-rachidiens antérieurs et postérieurs, des veines jugulaires postérieures et des veines vertébrales externes et internes.

VII. Les veines jugulaires postérieures et les veines vertébrales dont les branches couvrent de leurs innombrables réseaux toute la périphérie de la colonne cervicale offrent en général une importance considérable. Le système de ces veines postérieures est presque aussi riche que celui des veines antérieures, jugulaire interne, jugulaire externe, etc. Les deux systèmes se suppléent du reste réciproquement et on trouve constamment une sorte d'équilibre entre le volume des jugulaires postérieures et celui des jugulaires antérieures. De larges anastomoses unissent ces deux systèmes à leur origine et ils forment l'un pour l'autre de véritables canaux de dérivation qui assurent la circulation en retour de la tête et du cou.

Paris. — A. PARENT, imprimeur de la Faculté de médecine, A. DAVY, successeur, 52, rue Madame et rue Monsieur-le-Prince, 14.

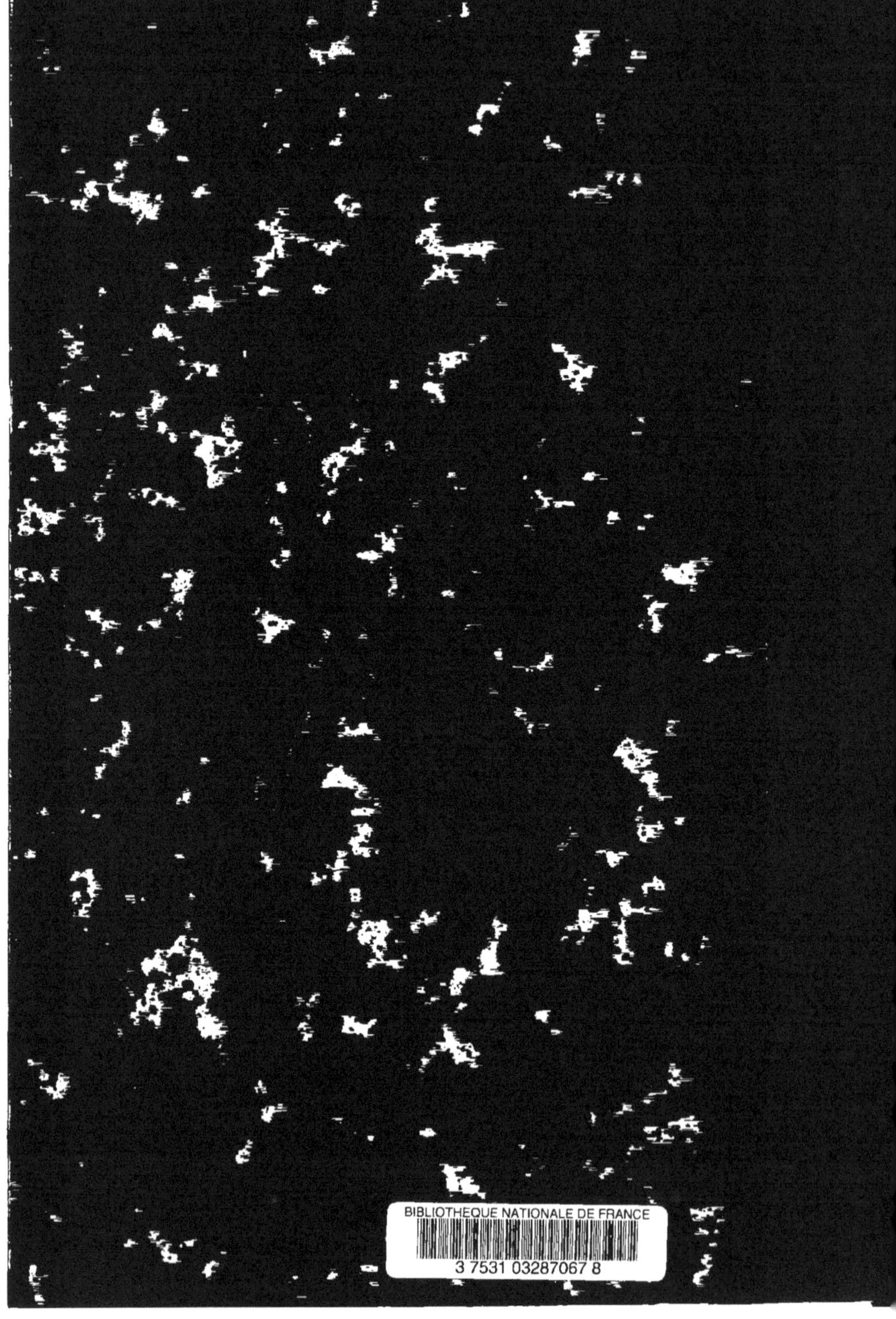

www.ingramcontent.com/pod-product-compliance
Ingram Content Group UK Ltd.
Pitfield, Milton Keynes, MK11 3LW, UK
UKHW012252240726
13966UKWH00004B/1392